Laurent Wendlamita SAWADOGO

Responsabilidade médica e influência dos delegados médicos

Laurent Wendlamita SAWADOGO

Responsabilidade médica e influência dos delegados médicos

na prescrição médica nos hospitais

ScienciaScripts

Imprint
Any brand names and product names mentioned in this book are subject to trademark, brand or patent protection and are trademarks or registered trademarks of their respective holders. The use of brand names, product names, common names, trade names, product descriptions etc. even without a particular marking in this work is in no way to be construed to mean that such names may be regarded as unrestricted in respect of trademark and brand protection legislation and could thus be used by anyone.

Cover image: www.ingimage.com

This book is a translation from the original published under ISBN 978-620-6-72286-1.

Publisher:
Sciencia Scripts
is a trademark of
Dodo Books Indian Ocean Ltd. and OmniScriptum S.R.L publishing group

120 High Road, East Finchley, London, N2 9ED, United Kingdom
Str. Armeneasca 28/1, office 1, Chisinau MD-2012, Republic of Moldova, Europe
Printed at: see last page
ISBN: 978-620-8-34134-3

Conteúdo

DEDICACES

> **Ao Criador Todo-Poderoso**

Deus misericordioso, omnipotente e omnipresente, agradeço-Te as graças que me concedeste.

> **Para os meus antepassados**

Obrigado pela vossa eterna vigília diária

> **À minha falecida mãe ZIDA Antoinette**, que nos deixou muito cedo, recordamos-te como uma mulher cheia de amor, de espírito de luta, de sacrifício e de dedicação aos seus filhos. Não há palavras que possam exprimir adequadamente o teu mérito. Estamos gratos por todo o sofrimento que suportaste. Esperamos que através desta obra encontrem toda a nossa gratidão pelos valores que nos incutiram.

> **Ao meu falecido pai SAWADOGO Yamba Albert;** eras um homem de carisma, viveste uma vida útil. Ser-lhe-ei eternamente grato pelos valores que me transmitiu. Valores aos quais estive ligado durante todo o meu percurso escolar. Que a tua alma descanse em paz !!!!

> **Para o meu querido tio, Sr. SAWADOGO Y Jacques**

A educação rigorosa que recebemos foi simplesmente o vosso desejo de nos verem ter sucesso.

Que o Todo-Poderoso vos conceda saúde e longevidade. AMÉM !!!

> **Aos meus irmãos e irmãs SAWADOGO Pascaline, SAWADOGO Rosalie, SAWADOGO Nicolas, SAWADOGO Daniel.**

Como prova do afeto que sempre nos uniu sob o teto do meu pai. Gostaria que encontrassem nesta obra o fruto dos sacrifícios que fizeram em meu nome. Mantenhamos o espírito de coesão familiar e o sentido de tolerância que os nossos pais nos incutiram. Esta obra é também vossa. Que o Todo-Poderoso preserve e fortaleça o nosso afeto fraterno.

> **Para a minha querida tia Madame ZABA Claudine**

Que Deus vos dê saúde e longevidade.

> **Para a minha querida tia Madame ZIDA Pauline**

Sempre vi em si o rosto da minha mãe. Obrigado pelos seus conselhos e encorajamento.

> **Para todos os outros membros da família**

Este trabalho é vosso. Obrigado pelas vossas mensagens e pelo vosso encorajamento.

O bem nunca se perde!!!

- **Para a minha querida Miss OUEDRAOGO Caroline Wend Neso**

Desde o meu segundo ano de medicina, apesar do mau tempo, sempre arranjaram espaço e tempo para mim. Obrigado pela vossa paciência e compreensão. Que Deus nos mantenha sempre juntos.

- **Aos meus camaradas de luta da Faculdade de Medicina**

A Universidade uniu-nos e nós conseguimos transformar esse laço numa fraternidade. Obrigado !!!! Gostaria de mencionar SAWADOGO Kader, SAVADOGO Kalizeta, SAVADOGO Claude, NARE Guy, SAWADOGO Achille, DIOMA Michel- Ange, SAWADOGO Justine, TRAORE Mohazou, TRAORE Desire, BELEM Aziz, SANOU Dinjin, SANOU Loe. Menção especial aos membros da família KINKELEBA !!!!

AGRADECIMENTOS

Os nossos agradecimentos vão para :

> **Ao nosso orientador de tese, Doutor W. Norbert RAMDE (MCA), Chefe do Serviço de Medicina Legal do CHU-BOGODOGO.**

É para nós um grande prazer e uma honra que tenha aceitado guiar-nos, passo a passo, na realização deste trabalho, apesar das suas múltiplas ocupações. A sua simplicidade, a sua modéstia, a sua humildade, a sua disponibilidade, o seu rigor no trabalho e a amplitude dos seus conhecimentos fazem de si o nosso ponto de referência. Caro Mestre, permita-nos que lhe expressemos a nossa mais profunda gratidão. Que Deus o abençoe a si e à sua família, lhe conceda uma carreira profissional de sucesso e o cumule de abundantes graças! Amém.

> **Ao Dr. DOUDOULGOU Berare, médico forense do CHU BOGODOGO**

O seu contributo foi precioso para a realização deste trabalho. Agradecemos a sua disponibilidade e desejamos-lhe uma excelente carreira profissional e académica.

> **Ao Dr. COMPAORE Patrick, médico forense do CHU BOGODOGO**

O seu contributo para o nosso trabalho foi inestimável. Agradecemos a sua disponibilidade e desejamos-lhe uma excelente carreira profissional e académica.

> **Ao Dr. NAGBILA, médico interno do CHU Tengandogo > Ao Dr. SAVADOGO Kalizeta, médico de clínica geral**

> **Para a Dra. Diane Ismaël, médica de clínica geral**

> **Ao pessoal administrativo da UFR/SDS da Universidade Joseph Ki Zerbo**

Foram vocês que me deram a minha formação médica. Muito obrigado!

> **A todos os meus professores do ensino primário, secundário e universitário.**

Obrigado pela instrução que me deu. Ficar-vos-ei eternamente grato. Seja honrado.

> **A todos os que me apoiaram de uma forma ou de outra, que o Senhor vos pague cem vezes mais.**

AOS NOSSOS ESTIMADOS MESTRES E JUÍZES

Ao nosso Mestre e Presidente do Júri

Professor Targissus KONSEM,

Tu és :

> Professor titular de estomatologia e cirurgia maxilofacial da UFR/SDS da Universidade Joseph KI-ZERBO.

> Estomatologista e cirurgião maxilo-facial no Centre Hospitalier Universitaire Yalgado Ouedraogo (CHU-YO).

> Chefe do Serviço de Estomatologia e Cirurgia Maxilofacial do Centro Hospitalar Universitário Yalgado Ouedraogo (CHU-YO').

> Chefe do Serviço de Odontostomatologia e Cirurgia Maxilofacial do Hospital Universitário Yalgado Ouedraogo (CHU-YO);

> Coordenador do setor de Odontostomatologia da UFR/SDS da Universidade Joseph KI ZERBO.

> Coordenador do DES em Estomatologia e Cirurgia Maxilofacial. Vice-presidente da Sociedade Burkinabé de Estomatologia e Cirurgia Maxilofacial.

> Secretário-geral da Societe Africaine francophone de S/CMF Presidente da Societe Savante des sciences de la sante du Burkina Faso

> Chevalier de l'ordre du merite sante.

> Presidente do comité médico do CHU/YO

Caro Maitre, é para nós um privilégio e uma honra vê-lo presidir a este júri, apesar dos seus muitos compromissos. Tivemos a graça de beneficiar dos seus ensinamentos ao longo do nosso percurso universitário.

Queira aceitar, caro Mestre, a expressão da nossa profunda admiração. Que Deus o abençoe abundantemente e lhe dê uma longa vida para que as gerações presentes e futuras, aqui e noutros lugares, possam beneficiar do seu imenso conhecimento. AMÉM!

Ao nosso mestre e juiz

Doutor Welebnoaga Norbert RAMDE

Tu és :

> Professor Associado de Medicina Legal da UFR/SDS da Universidade Joseph KI-ZERBO

> Diploma de seguro de vida e saúde

> Diploma em indemnização por danos pessoais ;

> Diretor de medicina legal no Hospital Universitário de Bogodogo

> Perito médico no Tribunal de Recurso de Ouagadougou

Caro Mestre,
O seu rigor, a sua simpatia e a sua abordagem descontraída deixaram-nos uma impressão duradoura. É um modelo a seguir para nós.
Gostaríamos de lhe agradecer por ter acompanhado passo a passo este longo projeto. Estamos-lhe muito gratos por ter aceitado supervisionar este trabalho, apesar da sua agenda preenchida. Apreciamos o facto de ser um homem de ciência, disponível, simples e modesto. A sua generosidade, o seu dinamismo e os seus vastos conhecimentos científicos fazem de si um exemplo a seguir. Permita-nos que lhe exprimamos, através desta obra, a nossa mais profunda gratidão e respeito. Que Deus lhe conceda a si e à sua família paz, saúde, longevidade e prosperidade. Que ele o ajude em todas as suas actividades.
Ao nosso mestre e juiz
Doutor Aime Sosthene OUEDRAOGO
Tu és :

> Professor Adjunto de Anatomia Patológica e Citologia da UFR/SDS da Universidade Joseph KI-ZERBO

> Vencedor do prestigiado "Prémio André Gouaze" no 20.º Concurso de Agregação em Medicina, especialização em Anatomia e Citologia Patológica, novembro de 2020, em Brazzaville

> Chefe do Serviço de Anatomia Patológica e Citologia do Hospital Universitário de Bogodogo

> Doutor-Coronel das Forças Armadas Nacionais

> Especialista em indemnização por danos pessoais

Caro Mestre
Obrigado por aceitarem avaliar o nosso trabalho.
O seu rigor, a sua simpatia e a sua abordagem descontraída deixaram-nos uma impressão duradoura. É um modelo a seguir para nós.
Permita-nos que lhe exprimamos a nossa gratidão por ter aceite avaliar o nosso trabalho. Beneficiámos dos seus ensinamentos teóricos e práticos ao longo do nosso percurso universitário. Ainda o recordamos como um mestre do saber, um homem de ciência, simples e modesto. Aceite, caro mestre, os nossos sinceros agradecimentos.

AVISO

"Por deliberação, a Unidade de
Formação e de Investigação em Ciências da
Saúde decidiu que as opiniões expressas nos ensaios que
lhe serão apresentados serão tidas em conta.
as opiniões expressas nos ensaios a apresentar
a apresentar devem ser consideradas
os seus autores e que
que não pretende dar qualquer
aprovação ou desaprovação.

INTRODUÇÃO E ENUNCIADO DO PROBLEMA

A prescrição de uma receita médica é uma etapa importante e frequente do procedimento médico. Deve ser vista como uma ação específica dos médicos em relação a um indivíduo. A escolha do medicamento correto para uma determinada condição clínica é um processo altamente complexo, baseado no conhecimento médico e na experiência profissional [9]. Esta escolha é também feita num contexto socioeconómico, legislativo e cultural [9].

Os médicos têm liberdade de prescrição no tratamento dos doentes, mas essa liberdade é limitada. Quando se trata de determinar o melhor tratamento para os pacientes, os médicos devem ter em conta o custo dos medicamentos que prescrevem, para além da eficácia e segurança do tratamento em questão [23]. De facto, a prescrição implica uma responsabilidade total do prescritor. Esta responsabilidade pode ser penal, civil ou mesmo disciplinar.

O prescritor é responsável pela utilização racional dos medicamentos; o ato de prescrever faz parte de uma relação de confiança entre o médico e o doente. O ato de prescrever insere-se numa relação de confiança entre o médico e o doente e implica também a prestação de informações corretas e compreensíveis, de modo a obter um consentimento livre e esclarecido. Isto pressupõe que os doentes recebam produtos farmacêuticos de acordo com o seu estado clínico, em doses adaptadas às suas necessidades pessoais, durante uma duração de tratamento adequada e ao menor custo para eles e até para as suas comunidades [23].

Os profissionais de saúde desempenham um papel vital na garantia de que os medicamentos são utilizados corretamente [3]. Além disso, nos últimos anos, as preocupações centraram-se na relação entre os prescritores e as empresas farmacêuticas, em particular a influência das empresas na prescrição de medicamentos, utilizando instrumentos promocionais susceptíveis de influenciar as escolhas terapêuticas [3].

O aumento da dispensa de receitas nos hospitais e a prescrição incorrecta, inadequada, sem sentido ou múltipla de medicamentos antibacterianos e produtos injectáveis testemunham a extensão da prescrição não racional de medicamentos, especialmente nos centros de cuidados de saúde primários [27].

Na indústria farmacêutica, a visita médica representa a maior parte das despesas de promoção (744,15 mil milhões de francos CFA), muito à frente do digital (10164 mil milhões de francos CFA), que, no entanto, se destaca pelo seu constante dinamismo [13]. Este orçamento, dedicado à promoção dos

medicamentos, divide-se entre a visita médica, a publicidade, o financiamento, bem como as ofertas dadas diretamente aos prescritores de diferentes formas: oficiais ou não oficiais [34].
Em França, um estudo realizado pela Regard Citoyen concluiu que a indústria farmacêutica gastou cerca de 159,820 mil milhões de francos CFA em ofertas a prescritores entre janeiro de 2012 e junho de 2014 [27].
Estudos anglo-saxónicos mostraram que as relações dos prescritores com a indústria farmacêutica aumentam significativamente a prescrição não racional [34].
No Burkina Faso, a dimensão do problema continua a ser desconhecida. A prescrição não racional de medicamentos pode ter consequências para os pacientes em termos de custos e de segurança do tratamento. A resistência microbiana aos antibióticos pode estar ligada à prescrição excessiva.
O prescritor é responsável pela sua prescrição e pelas suas implicações civis, penais e disciplinares. Tanto quanto sabemos, não foi efectuado qualquer estudo sobre a responsabilidade na prescrição médica face à influência dos delegados de informação médica, daí o interesse do nosso estudo.

I INFORMAÇÕES DE CARÁCTER GERAL

1. VISITA MÉDICA

1.1 Definição e conceito

O delegado médico (DM), também conhecido como visitador médico ou representante médico, é definido pelo artigo 2.º, capítulo I, das condições de exercício da profissão de visitador médico do Ministério da Saúde francês como: "qualquer pessoa singular empregada por um estabelecimento farmacêutico ou por uma agência de promoção médica para apresentar informações médicas e científicas sobre um medicamento ou outro produto farmacêutico, com vista à sua promoção" [25].

O objetivo da visita médica de vendas é promover os medicamentos através de uma informação de qualidade e assegurar a sua utilização correta pelos profissionais de saúde [1].

Uma amostra grátis é geralmente uma quantidade ou uma embalagem de produto inferior ao preço de venda reconhecido que é oferecida gratuitamente a um utilizador [17].

Um folheto é um documento escrito distribuído gratuitamente para incentivar os leitores a interessarem-se e a comprarem o produto que está a ser promovido [17].

Um artigo promocional é um objeto que geralmente inclui o nome e o logótipo da marca e/ou é oferecido aos clientes (canetas, blusas, t-shirts, etc.) [17].

1.2 Funções e formação

- **Papel do representante médico**

De acordo com o artigo 13.º, capítulo III, das condições de exercício da profissão de delegado de propaganda médica emitidas pelo Ministério da Saúde, o delegado de propaganda médica é obrigado a fornecer informações completas e imparciais, de acordo com os dados de investigação médica e científica mais recentes, verificáveis e em conformidade com o conteúdo dos dossiers de autorização de introdução no mercado (AIM) dos produtos promovidos >>[25].

O papel do DM consiste em promover os medicamentos, os produtos cosméticos, os produtos dietéticos e os equipamentos médicos junto de todos os profissionais de saúde, incluindo farmacêuticos, gestores de parafarmácias, dentistas, médicos e equipas médicas que trabalhem em hospitais, clínicas, consultórios gerais ou especializados e veterinários. Esta informação não deve basear-se em vantagens comparativas com produtos similares ou com produtos que tenham as mesmas indicações terapêuticas. Devem conservar as informações relativas às amostras que detêm para efeitos de rastreabilidade, em conformidade com a regulamentação em vigor. No entanto, é da responsabilidade do médico assegurar a utilização correta do medicamento e conhecer o lugar do medicamento na patologia visada e a estratégia terapêutica recomendada. Esta profissão só pode ser exercida no Burkina Faso por pessoas titulares de uma carteira profissional emitida pelo Ministério da Saúde.

- **Formação de técnicos de saúde**

A formação médica de base não é uma condição prévia para os delegados de propaganda médica. Os delegados de propaganda médica são recrutados com base na sua capacidade de estabelecer relações com os prescritores. No entanto, é de salientar que alguns delegados de propaganda médica têm formação paramédica ou de enfermagem, havendo também delegados de propaganda médica com formação médica ou farmacêutica, mas, na maior parte dos casos, apenas com o objetivo de se tornarem quadros da empresa farmacêutica [8].

1.3 Técnicas de comunicação para representantes de vendas de produtos médicos

Para comunicar de forma mais eficaz, o delegado médico dispõe de uma vasta gama de equipamentos de comunicação, incluindo

Amostras gratuitas: trata-se de medicamentos gratuitos que são normalmente oferecidos aos prescritores. Folhetos: são cartazes publicitários com o logótipo ou o nome do medicamento promovido, afixados nos gabinetes de consulta. Artigos promocionais (blocos de receitas, canetas, batas, t-shirts, etc.).

- **Comunicação principal**

A publicidade aos medicamentos é regida pelo Código de Saúde Pública do Burkina Faso. O artigo 2.º, capítulo I, relativo às condições de publicidade dos medicamentos e de outros produtos farmacêuticos, estipula que: "A publicidade dos medicamentos é a ação de informação realizada por um fabricante, um distribuidor, uma agência de promoção médica ou um prestador de serviços de saúde para encorajar as pessoas a receitar, comprar, consumir e/ou solicitar medicamentos ou outros produtos farmacêuticos >>[26].

O artigo 4.º, capítulo I, relativo às condições de publicidade dos medicamentos e outros produtos farmacêuticos, estipula que: "A publicidade deve respeitar a regulamentação em vigor na matéria. Deve, nomeadamente, ser verificável e não conter alegações, informações ou apresentações falsas ou susceptíveis de induzir em erro >[26]. Além disso, entende-se por publicidade dos medicamentos para uso humano qualquer forma de informação, incluindo a prospeção, a angariação ou o incitamento, que tenha por objetivo promover a prescrição, o fornecimento, a venda ou o consumo desses medicamentos, com exceção das informações prestadas no exercício das suas funções pelos farmacêuticos que gerem uma farmácia para uso interno [7].

- **Visita médica**

A visita médica é o principal meio da indústria farmacêutica para promover os seus produtos junto dos médicos. Só pode ser efectuada por delegados de propaganda médica titulares de uma licença profissional emitida pelo Ministério da Saúde. A Inspeção-Geral da Ação Social (IGAS) de França indica que o princípio da visita médica comercial consiste em encontrar 5 a 6 médicos por dia e apresentar-lhes as especialidades comercializadas pela empresa que os emprega [12].

O respeito do segredo profissional é um dever do delegado de propaganda médica. O delegado médico deve igualmente respeitar o funcionamento do consultório médico, nomeadamente o ritmo e os horários das consultas solicitadas pelo médico, e abster-se de denegrir os produtos das empresas concorrentes.

- **Formação médica contínua**

A formação médica contínua dos trabalhadores do sector da saúde refere-se a todas as experiências que se seguem à formação inicial e que ajudam o pessoal de saúde a manter as competências necessárias para prestar cuidados de saúde ou a adquirir novas competências. Por conseguinte, a formação contínua engloba todas as formas de aprendizagem, e não apenas os cursos de atualização, e abrange o período que vai do fim da formação inicial até à reforma. Abrange não só os conhecimentos, mas também uma vasta gama de competências diretamente relevantes para a prestação de cuidados de saúde.

A educação médica contínua tem crescido rapidamente e representa atualmente quase 65% das receitas totais dos programas de educação médica contínua nos EUA [33]. A concessão de incentivos financeiros aos organizadores de EMC para que criem programas favoráveis aos produtos de uma empresa está na origem dos conflitos de interesses. Estes conflitos surgem nas empresas de educação e comunicação médica, muitas das quais têm fins lucrativos e são quase exclusivamente financiadas por fabricantes de medicamentos e dispositivos [29]. Algumas sociedades de especialidade de base universitária e fornecedores de EMC apoiaram actividades potencialmente promocionais.

- **Congresso**

Os congressos reúnem um conjunto de médicos em torno de um tema, com a participação de especialistas da mesma especialidade. Podem ou não fazer parte de um programa CME. Os congressos podem ser organizados e financiados inteiramente pela indústria farmacêutica, ou podem ser organizados por sociedades científicas com o apoio da indústria. Um laboratório pode definir o programa de um congresso se for o organizador principal. O laboratório escolhe e paga os participantes. O objetivo principal é fornecer informações científicas para efeitos de formação médica contínua, mas o papel promocional não pode ser ignorado.

- **Mesas redondas**

As mesas redondas são debates públicos conduzidos por um moderador, que reúnem peritos e várias pessoas com conhecimentos úteis que podem fornecer informações sobre questões relevantes. São, em termos gerais, semelhantes aos congressos. Podem ser financiadas pela indústria farmacêutica no seu conjunto, com a exibição de um artigo promocional, e normalmente terminam com um lanche fornecido pela indústria farmacêutica.

1.4 . Obrigações do visitador sanitário

O delegado de propaganda médica compromete-se a exercer a sua profissão com rigor e sentido de responsabilidade, respeitando as regras relativas à publicidade dos medicamentos.

e outros produtos farmacêuticos. A este respeito, o artigo 10.º, capítulo II, das condições de publicidade dos medicamentos e outros produtos farmacêuticos estipula que "O representante médico está proibido de

condicionar o fornecimento de amostras médicas ou qualquer outra vantagem ou benefício à prescrição, distribuição ou utilização de medicamentos por profissionais de saúde >>[26].

2. PRESCRIÇÃO MÉDICA COM FACTORES ASSOCIADOS

2.1 Regras de prescrição e factores associados

A prescrição médica, cuja base é a receita, é um ato médico importante, baseado em conhecimentos científicos e afastado de qualquer tipo de interesse pessoal. O prescritor, nos seus esforços para tratar, prevenir ou evitar complicações de uma doença no seu doente, tem o dever de encontrar os medicamentos que considera mais adequados, tendo em conta as circunstâncias e os interesses do doente. Há várias regras a seguir quando se passa uma receita médica.

- **Informações regulamentares**

As informações regulamentares que devem constar da receita são: a data da receita, o apelido, o nome próprio e a qualificação do prescritor (médico de clínica geral ou especialista, cirurgião dentista, etc.) com a assinatura do prescritor. O apelido, o nome próprio, o sexo e a idade do doente devem igualmente constar da receita.

- **Informação farmacológica**

A natureza do medicamento prescrito, ou seja, a marca ou a DCI, a forma farmacêutica, a dosagem, a via de administração, a duração do tratamento e a menção "a repetir" devem constar da receita médica.

- **Factores associados**

Para além dos conhecimentos que os médicos possuem, existem outros factores que influenciam as suas decisões de prescrição. Entre eles, a formação médica universitária, onde se dá o primeiro contacto entre os futuros prescritores (estudantes) e a indústria farmacêutica. Este contacto, muitas vezes acompanhado de gadgets e refeições, é oferecido aos estudantes com o objetivo de influenciar as suas futuras escolhas terapêuticas, como indica um estudo americano que mostrou que as ofertas modificavam as prescrições dos estudantes a favor destes laboratórios [30].

A experiência é outro fator na escolha da receita médica. De acordo com um estudo realizado na Nova Zelândia, os prescritores que prescrevem há mais tempo têm receitas menos dispendiosas [31].

Os médicos que necessitam de manter os seus conhecimentos actualizados encontram frequentemente novas informações durante os cursos de formação médica contínua ou os exames médicos. A utilização de representantes médicos seria uma forma mais fácil de fornecer informações terapêuticas.

2.2 Influência da indústria farmacêutica

Os medicamentos contribuem para a gestão quotidiana dos doentes e permitem-lhes gozar ou manter uma boa saúde, mas devem ser utilizados de forma responsável. Se um doente tiver de recorrer a um tratamento, deve ter acesso aos melhores medicamentos, numa dosagem adequada e durante um período de tempo razoável [23].

Os especialistas da indústria farmacêutica colocam as suas actividades ao serviço dos cuidados dos doentes: o medicamento promovido deve ser o melhor tratamento disponível [26]. Este processo é encorajado pelas técnicas de marketing. No entanto, num domínio policompetitivo em que existem numerosos tratamentos no mercado, as empresas farmacêuticas estão sob pressão. O resultado é uma comunicação e uma promoção excessivas. As empresas farmacêuticas investem exponencialmente em recursos financeiros. Quando o orçamento é elaborado pelo laboratório, é dividido entre os seguintes meios de comunicação: publicidade, imprensa médica, despesas dos prescritores (PEC) em congressos, amostras, relações públicas e visitas médicas. O delegado médico fornece aos médicos materiais sob a forma de amostras de medicamentos, livros científicos, equipamento médico, convites para eventos sociais ou educativos, etc.

A Eurostaf-Diret Medica realizou um estudo em 2008 que concluiu que "foram gastos 88 mil milhões de dólares em promoção farmacêutica, repartidos da seguinte forma [11] :

- Controlo médico
- Amostras de medicamentos
- Reuniões
- Direto ao consumidor
- Publicidade

Por outro lado, qualquer prescritor pode ser influenciado pelas técnicas de promoção utilizadas pela indústria farmacêutica e, normalmente, o prescritor não tem consciência dessa influência. Os prescritores são pessoas como quaisquer outras, que trabalham noutras áreas da vida. Existem provas de que a exposição à promoção das empresas farmacêuticas tem uma influência efectiva na prática médica e nos padrões de prescrição [21]. Por outras palavras, as ofertas influenciam de facto o comportamento, apesar da crença generalizada entre os prescritores de que são pessoalmente invulneráveis a essa atenção [35]. Muitos prescritores, que aceitam materiais em espécie ou em dinheiro como ofertas das empresas farmacêuticas, estão convencidos de que a promoção farmacêutica influencia a gestão dos doentes, apesar de vários estudos terem provado o contrário [3].

Os homens podem ficar gratos por gestos de atenção e de generosidade, sobretudo quando os sentem merecidos, tendo em conta o seu empenhamento na profissão, muitas vezes ligado ao que consideram ser um reconhecimento insuficiente [3]. É evidente que os presentes recebidos pelos prescritores suscitam um sentimento de reciprocidade, de dar algo em troca. A indústria farmacêutica oferece muitos tipos de presentes aos profissionais de saúde, incluindo os estudantes de medicina [2]: canetas, refeições, equipamento médico, formação médica contínua (CME), financiamento da investigação, honorários de consultores ou oradores^ e até viagens aos países e ilhas mais distantes, ou mesmo cheques e vales.

No entanto, face a esta prática, muitas empresas farmacêuticas foram consideradas culpadas de corrupção e tiveram de pagar multas:

> Entre 2006 e 2014, as empresas farmacêuticas foram implicadas em casos de corrupção na Grécia. A indústria farmacêutica Novartis foi implicada [18]. Em 2016, a Novartis também foi objeto de um caso semelhante na Turquia, na Coreia do Sul e nos EUA [15].

> A GSK também foi implicada em casos semelhantes na China. Alegadamente, subornou médicos para que prescrevessem os seus medicamentos, ou nos EUA [19]. Este laboratório pagou 3 mil milhões de dólares de indemnização à administração americana.

> A grande empresa farmacêutica israelita Teva pagou 520 milhões de dólares por subornar médicos na Rússia, Ucrânia e México [20].

2.3 Responsabilidade médica na prescrição

A escolha de um tratamento adequado pressupõe um diagnóstico correto. Se um erro de diagnóstico não constitui uma falta, a escolha do tratamento pode constituir uma falta. No entanto, os médicos são livres de escolher o tratamento que desejarem, tal como estipulado no artigo 11.º do código deontológico dos médicos do Burkina Faso, que estipula que: "Os médicos são livres de prescrever o que quiserem, mas devem ter em conta o seu dever de assistência moral e limitar as suas prescrições e acções ao necessário para a qualidade, segurança e eficácia dos cuidados" [27].

Quando prescrevem medicamentos, os médicos têm o dever de encontrar o melhor tratamento para os seus pacientes. O médico deve ter em conta o custo, a eficácia e a segurança do tratamento em causa. Para encontrar o melhor tratamento, de acordo com o relatório do Conselho de Ontário, é necessário ter em conta vários valores [23] :

> Sustentabilidade: o programa de luta contra a droga e, de um modo mais geral, o nosso sistema de saúde devem prestar cuidados de qualidade dentro de limites orçamentais públicos razoáveis. Para o efeito, é essencial ter em conta o preço dos medicamentos.

> Responsabilidade partilhada: os prestadores de cuidados de saúde partilham a responsabilidade pela gestão dos custos do sistema de saúde. Isto inclui também o custo dos medicamentos.

> Imparcialidade e equidade: na medida em que o orçamento o permita, todos os cidadãos devem ter acesso aos medicamentos de que necessitam. Por conseguinte, os membros do Conselho consideram que é aceitável limitar a escolha individual para poder oferecer um maior número de medicamentos, dentro da mesma dotação orçamental, a quem deles necessita.

> Tomada de decisões com base em provas: os membros do conselho consideraram que a segurança e a eficácia são as caraterísticas a ter em conta prioritariamente quando se trata de medicamentos. No entanto, quando certos medicamentos apresentam resultados clínicos semelhantes, o custo deve tornar-se um fator a ter em conta. Este último valor revelou-se essencial para qualificar o fator custo e privilegiar a relação custo-eficácia. Neste caso, trata-se do medicamento que fornece resultados equivalentes ao menor custo. Isto levou à formulação do seguinte princípio-chave:

Quando os tratamentos farmacológicos são terapeuticamente equivalentes (resultados clínicos suficientemente semelhantes) em termos de eficácia e segurança, deve ser prescrito em primeiro lugar o medicamento mais económico (menor custo para resultados equivalentes). No mesmo relatório, os deputados tentaram colocar-se no lugar dos prescritores, ilustrando a figura abaixo:

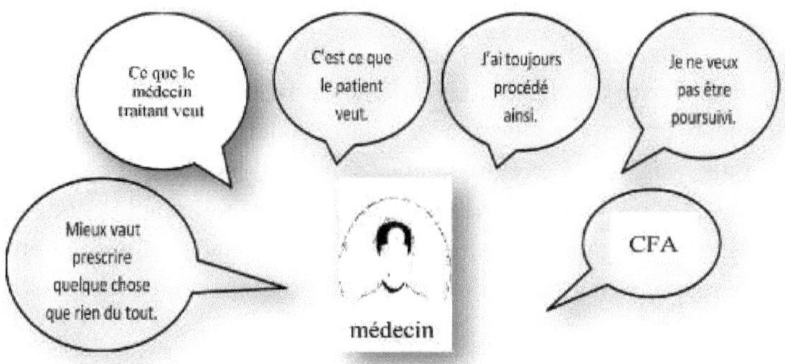

Figura 1: Conjunto de perguntas imaginativas do prescritor [23].

O médico é um cidadão que exerce uma atividade de risco no âmbito de uma profissão organizada. Se cometer uma falta no exercício da sua arte, pode ser punido pelos tribunais profissionais (disciplinares) ou pelos tribunais comuns (civis ou penais).

> **Responsabilidade civil**

A responsabilidade civil diz respeito aos actos cometidos no âmbito de uma prática médica liberal, incluindo uma atividade, uma clínica, um dispensário, um centro de saúde, ou no hospital, no âmbito de uma prática privada [24]. A responsabilidade civil médica é da competência do tribunal de grande instância e da cour d'appel: as sanções são pecuniárias [24]. Apesar da liberdade terapêutica do médico, tal como estipulado no artigo 11.º do código deontológico dos médicos: "O médico é livre de receitar o que quiser, mas deve ter em conta o seu dever de assistência moral e limitar as suas prescrições e acções ao necessário para a qualidade, segurança e eficácia dos cuidados" [28]. O facto é que o médico não pode, sob pena de incorrer em responsabilidade civil, recomendar qualquer tratamento. Será responsabilizado se escolher um método que um médico normalmente prudente e diligente, nas mesmas circunstâncias, não teria escolhido. A sua responsabilidade civil pode ser total se o médico prescrever medicamentos ao seu paciente sem ter em conta os efeitos secundários, ou se prolongar a duração do tratamento, ou se exceder deliberadamente a dose recomendada, a fim de induzir o paciente a utilizar várias caixas em benefício das empresas farmacêuticas. A responsabilidade também pode surgir quando a prescrição é inadequada, ou seja, excessiva, por exemplo, no caso de dupla prescrição da mesma classe terapêutica.

> **Responsabilidade penal**

A responsabilidade penal é a obrigação de responder pelas infracções cometidas e de sofrer as sanções previstas no texto que as pune. A negligência médica é julgada pelos tribunais de polícia para as infracções menores, pelas secções criminais dos tribunais superiores para as contra-ordenações e pelo tribunal de primeira instância para os crimes graves [24]. Os médicos também estão sujeitos a esta obrigação e, em caso de má conduta, podem ser acusados perante os tribunais penais, julgados e eventualmente condenados a uma multa e/ou a uma pena de prisão. No contexto da prescrição, esta falta pode incluir uma violação deliberada de uma obrigação de segurança ou de prudência, ou seja, a prescrição de um medicamento não autorizado pela AIM, ou uma infração à legislação em matéria de medicamentos.

> **Responsabilidade disciplinar**

A responsabilidade disciplinar é uma responsabilidade imposta a todas as pessoas de responder pelos seus actos perante a autoridade de que dependem [17]. A responsabilidade médica disciplinar é da responsabilidade da Ordem dos Médicos do Burkina Faso. As faltas que podem dar origem a responsabilidade disciplinar podem incluir a prescrição de medicamentos que não são seguros para o paciente, ou seja, medicamentos que podem ter um impacto negativo no paciente. Outros exemplos de falta são a prescrição ineficaz ou não qualificada. A Ordem dos Médicos reserva-se o direito de sancionar qualquer médico em caso de má conduta profissional ou de qualquer outra conduta considerada inadequada. As sanções podem variar de forma exponencial, desde uma advertência até à censura, passando por uma expulsão temporária até à expulsão definitiva.

PARTE II: O NOSSO ESTUDO

OBJECTIVOS

1. OBJECTIVOS

1. **1. Objetivo geral**

Estudar a responsabilidade dos médicos face à influência dos delegados de informação médica na prescrição médica nos hospitais de dezembro de 2023 a janeiro de 2024 em Ouagadougou.

2. **2. Objectivos específicos**
3. Descrever as caraterísticas sócio-profissionais dos prescritores
4. Determinar a taxa de presença diária dos médicos pelos delegados de informação médica.
5. Identificar o tipo de informação fornecida pelos visitantes aos prescritores.
6. Identificar a influência dos representantes médicos na prescrição médica.
7. Avaliar os conhecimentos dos médicos sobre a responsabilidade de prescrever, influenciados pelas visitas dos delegados de informação médica.

2. METODOLOGIA

2.1.Âmbito do estudo

O estudo foi efectuado em hospitais públicos de Ouagadougou, Burkina Faso.

2.1.1. Organização do sistema de saúde no Burkina Faso

Os serviços de saúde pública no Burkina Faso estão organizados de forma operacional numa estrutura piramidal composta por três níveis que prestam cuidados de saúde primários, secundários e terciários. O primeiro nível corresponde ao distrito sanitário e compreende dois níveis: Centro Médico com Antena Cirúrgica (CMA), Centro de Saúde e Promoção Social (CSPS). O segundo nível corresponde ao centro hospitalar regional (CHR), que serve de centro de referência e de encaminhamento para o CMA, e o terceiro nível corresponde aos centros hospitalares universitários (CHU) [26].

Os hospitais universitários e os centros médicos com ramo cirúrgico são locais onde o número de prescrições é elevado e onde os representantes médicos são mais frequentes, daí o interesse do nosso estudo nestes diferentes locais.

Ouagadougou tem quatro hospitais universitários, incluindo o

- Hospital Universitário de TENGANOGO
- CHU YALGADO OUEDRAOGO
- CHU BOGODOGO
- CHU CHARLES DE GAULLE

Dispõe igualmente de cinco centros médicos com instalações cirúrgicas

- CMA de KOSSODO
- CMA FEIO
- CMA de BOGODOGO
- HOSPITAL PAUL VI
- BASKUY CMA
- HOSPITAL DE SCHIPHRA

2.2.Tipo e período de estudo

Trata-se de um estudo quantitativo, descritivo e transversal. A recolha de dados teve início em 08 de janeiro e terminou em 31 de janeiro de 2024.

2.3.População do estudo

A nossa população de estudo era constituída por médicos que trabalhavam em centros de saúde públicos na cidade de Ouagadougou.

> **Critérios de inclusão**

O nosso estudo incluiu :

Médicos de Ouagadougou que deram o seu consentimento.

> **Critérios de não-inclusão**

Não incluído neste estudo:

Médicos do sector privado.

Médicos que não tenham dado o seu consentimento.

2.4.Amostragem

> Tamanho da amostra

Trata-se de uma amostragem probabilística e sistemática de tipo aleatório simples.

Todas as listas de médicos dos estabelecimentos públicos da cidade de Uagadugu foram compiladas numa única lista numerada de 1 a N. Seja n o tamanho da nossa amostra.

n= 1,96 2 x (P) (1-P) / d 2

1,96 = Z para p=0,05 ou IC 95%

P= proporção registada no Mali = 83,3%.

d = precisão desejada (0,05 para ± 5%)

^{2}n= 1,96 x (0,83 (1-O,83) / 0,05^2

n= 213cas

Assumindo 10% de não respostas, n=235

De acordo com os DRH dos diferentes organismos públicos, o número de médicos na cidade de Uagadugu era de 1.294.

Dado o número N, o tamanho da população e n o tamanho da

Na amostra, o passo era de 6

Escolhemos o número ao acaso e selecionámos a amostra de forma sistemática, numa única etapa.

2.5.Variáveis

Variáveis	**Tipos**	**Detalhes**
Caraterísticas sócio-profissionais dos		**prescritor**
Idade	Quantitativo discreto	Em anos
Género	Quantidade nominal	1. Homem 2. Feminino
Estabelecimento de saúde	Quantidade nominal	1. CHU 2. CMA
Qualificações do médico	Quantidade nominal	1. Especialista 2. Especialização 3. Generalista

Antiga	Quantitativo discreto	Em anos
Visitas frequentes de representantes médicos aos centros de saúde		
Visita médica	Binário qualitativo	1. Sim 2. Não
Número de visitas diárias	Quantitativo discreto	Inteiro natural
O tempo passa	Quantitativo discreto	Em minutos
Visitas laboratoriais semanais	Quantitativo discreto	Inteiro natural
Qualidade dos intercâmbios entre os delegados de informação médica e os médicos		
Profissão de base do D.M	Quantidade nominal	1. Médico 2. Farmacêutico 3. Enfermeira 4. Não sei 5. Outros
Apresenta regus	Binário qualitativo	1. Sim 2. Não
Tipo atual	Quantidade nominal	1. Equipamento médico 2. Prata 3. Amostras de medicamentos 4. Combustível 5. Restauração 6. Congresso 7. Outros
Verificação das informações	Binário qualitativo	1. Sim 2. Não
Origem da verificação das informações	Quantidade nominal	1. Colegas 2. Ler artigos 3. Outros
Tipo de informação	Quantidade nominal	1. Dosagem 2. Dosagem 3. Efeitos secundários 4. Duração do tratamento 5. Formas 6. Eficiência 7. Preços
Forma do medicamento	Quantidade nominal	1. Injectáveis

		2. Comprimidos 3. Tópicos 4. Outros
Classe de medicamentos	Quantidade nominal	1. Antibióticos 2. Anti-inflamatório 3. Analgésicos 4. Outros
Factores relacionados com a prescrição		
Número de prescrições	Quantitativo discreto	Como um número natural
Tipo de receita	Quantidade nominal	1. ICD 2. Especialidade
Influência da D.M	Binário qualitativo	1. Sim 2. Não
Fonte de informação sobre novos medicamentos	Binário qualitativo	1. Sim 2. Não
Prazo de prescrição na sequência de uma promessa	Binário qualitativo	1. Sim 2. Não
Recusa de ofertas	Binário qualitativo	1. Sim 2. Não
Tipo de responsabilidade	Quantidade nominal	1. Civil 2. Penale 3. Administrativo 4. Disciplinar
Falhas imputáveis à responsabilidade civil	Quantidade nominal	1. Prescrição não conforme 2. Dosagem/via de administração incorrecta 3. Contra-indicações 4. Falta de controlo
Culpa imputável à responsabilidade penal	Quantidade nominal	1. Incumprimento deliberado de uma obrigação de segurança ou de cuidado 2. Violação da legislação sobre medicamentos 3. Sobredosagem
Falta imputável à responsabilidade disciplinar	Quantidade nominal	1. Prescrição não eficaz 2. Prescrição não qualificada 3. Prescrição não segura

Sanções previstas pela Ordem dos Médicos	Quantidade nominal	1. O aviso 2. A culpa 3. Cancelamento temporário do registo 4. Cancelamento permanente do registo

2.6.Recolha e tratamento de dados

> **Ferramentas/instrumentos de recolha**

Os formulários de recolha de dados foram concebidos e aplicados com recurso ao software KoboCollect. Os dados foram recolhidos fisicamente através da proposta e do preenchimento de um formulário oferecido aos médicos, preservando a confidencialidade e o anonimato. Em seguida, inserimos manualmente os dados recolhidos junto dos médicos na plataforma koboCollect.

> **Fonte de dados**

Médicos especialistas
Médicos em especialidades
Médicos de clínica geral

> **Processamento de dados**

Os dados recolhidos fisicamente foram exportados para o formato Excel e mundial e analisados utilizando o software de tratamento estatístico de dados EPI Info versão 7.2.2.6.

As variáveis dependentes e independentes foram resumidas sob a forma de médias ou percentagens, ou sob a forma de gráficos. As variáveis categóricas são apresentadas sob a forma de frequências e percentagens.

2.7.Considerações éticas e deontológicas

O nosso estudo foi submetido para autorização aos diretores gerais dos centros hospitalares universitários de Ouagadougou e também ao diretor regional de saúde do centro de recolha de dados dos centros médicos com unidades cirúrgicas de Ouagadougou. A confidencialidade e o anonimato foram mantidos durante todo o processo de recolha de dados até à disponibilização dos resultados.

3. RESULTADOS

Foram entrevistados para o estudo 213 médicos que trabalham nos hospitais públicos de Uagadugu.

3.1.Caraterísticas sócio-profissionais do prescritor

Repartição dos prescritores por idade

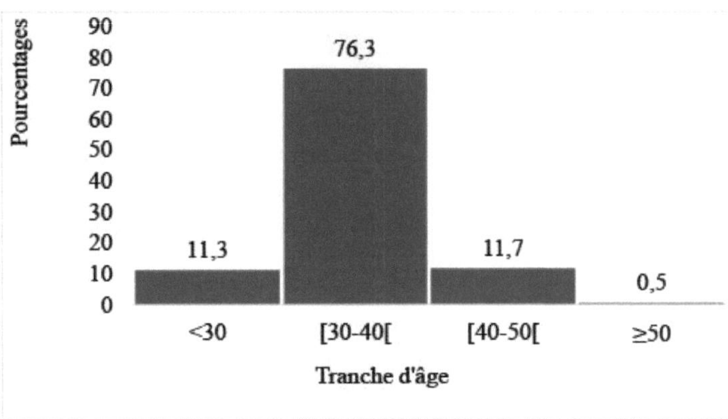

Figura 2: proporção de prescritores por grupo etário

O grupo etário dos 30-40 anos representava 76,3%.

- **Repartição por género dos prescritores**

Os homens estavam representados em 58,7% dos casos, o que corresponde a um rácio entre os sexos de 1,42.

Repartição dos prescritores por tipo de estabelecimento de saúde

Registámos 65,3% de médicos em hospitais universitários e 34,7% em centros médicos com unidades cirúrgicas.

- **Repartição dos prescritores por qualificação profissional**

A Figura 3 mostra a repartição por qualificação do prescritor.

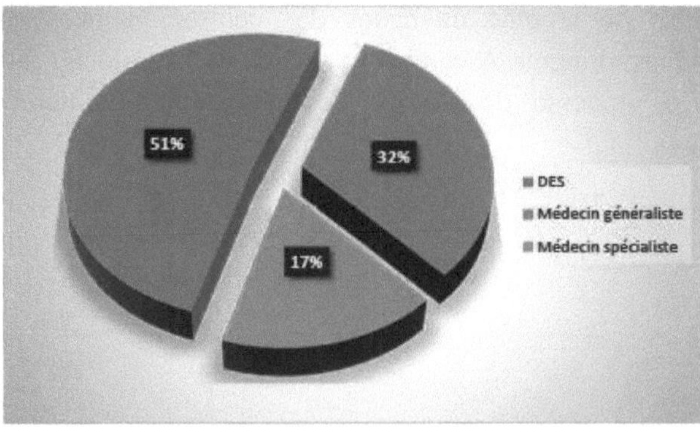

Figura 3: Proporção de prescritores por qualificação

Os médicos especialistas representam 51% dos nossos prescritores.

- Repartição dos prescritores por especialidade

Os médicos de clínica geral representaram 32%, ou seja, 68.

A repartição dos prescritores por especialidade é apresentada no quadro I.

Quadro I: Proporção de prescritores por especialidade

Especialidade	Força de trabalho n=145	Percentagens (%)
Medicina	**62**	**42,8**
Cirurgia	46	31,7
Ginecologia	15	10,3
Pediatria	22	15,2
Total	**145**	**100**

Os prescritores de especialidades médicas representaram 42,8%.

- Repartição dos prescritores por antiguidade

. A figura 4 apresenta uma repartição dos prescritores de acordo com o seu tempo de atividade em medicina.

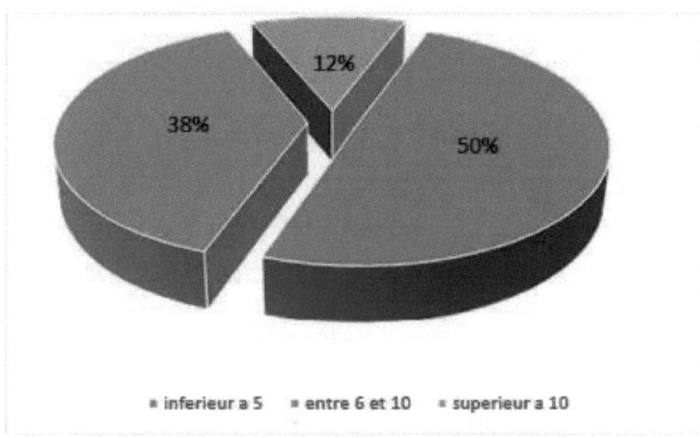

Figura 4: proporção de prescritores em função da idade

Os prescritores com menos de cinco anos de experiência representavam 50%.

3.2.Visitas frequentes de representantes médicos aos centros de saúde

- **Visita médica**

95,8% dos médicos afirmam já ter recebido a visita de pelo menos um representante médico.

- **Repartição por número de visitas diárias**

4,23% ou 9 médicos recusaram a consulta médica.

95,77% ou 204 médicos aceitaram receber os delegados médicos

O quadro II apresenta a repartição por número de visitas diárias.

Tabela I: Proporção de prescritores de acordo com o número de consultas diárias recebidas

Número de visitas	**Número n=204**	**Percentagens (%)**
[1-2]	**176**	**86,3**
[3-4]	21	10,3
> 5	7	3,4
Total	**204**	**100**

86,3% dos prescritores afirmaram receber uma ou duas visitas por dia.

- Repartição por tempo passado com os delegados

90,2% dos prescritores passaram menos de 10 minutos durante uma visita com os delegados. O tempo passado com um delegado variou entre um minuto e 30 minutos.

3.3.Qualidade dos intercâmbios entre os delegados de informação médica e os médicos

- **Repartição por tipo de oferta recebida do representante médico**

O quadro III mostra a distribuição dos prescritores de acordo com a natureza dos medicamentos prescritos.

Quadro III: Repartição dos prescritores por natureza das receitas recebidas

Apresenta regus	**Números (n=194)**	**Percentagens (%)**
Amostras de medicamentos	**178**	**91,8**
Equipamento médico	169	87,1
Restauração	77	39,7
Financiamento de conferências	76	39,2
Combustível	22	11,3
Prata	43	22,2
Os créditos unem-se	14	7,2
Ligação à Internet	3	1,5
Gadget	2	1,0
Assinatura de televisão	1	0,5

91,8% dos prescritores receberam amostras de medicamentos.

- **Repartição dos prescritores de acordo com a fonte de informação fornecida pelos delegados de informação médica.**

13,26% (27 médicos) não verificaram as informações fornecidas pelo representante médico.

86,76% ou 177 médicos verificaram as informações fornecidas pelo delegado médico.

O quadro V apresenta a repartição dos prescritores segundo a fonte de verificação das informações fornecidas pelo delegado médico.

Quadro IV: fonte de verificação de 1 informação

Fontes de verificação	**Força de trabalho (n=177)**	**Percentagens (%)**
Internet	**78**	**44,1**
Colega	60	33,9
Ler o artigo	54	30,5
Folheto informativo	26	14,7
Vidal	12	6,8

Em 44,1% dos casos, a Internet foi utilizada para verificar as informações fornecidas pelo representante médico.

- **Repartição de acordo com a classe de medicamentos mais frequentemente prescrita.**

A repartição por classe de medicamentos é apresentada na Figura 5.

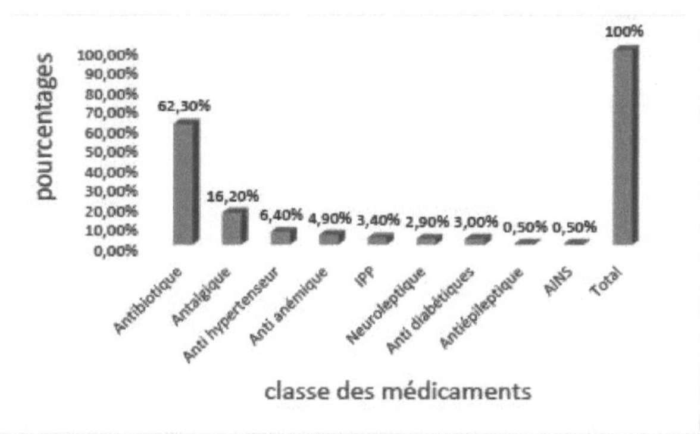

Figura 5: proporção de acordo com a classe do medicamento mais frequentemente prescrito Os antibióticos representaram 62,3%.

3.4.Factores relacionados com a prescrição

- Proporção por tipo de molécula prescrita

A Figura 6 apresenta a distribuição dos prescritores por tipo de especialidade.

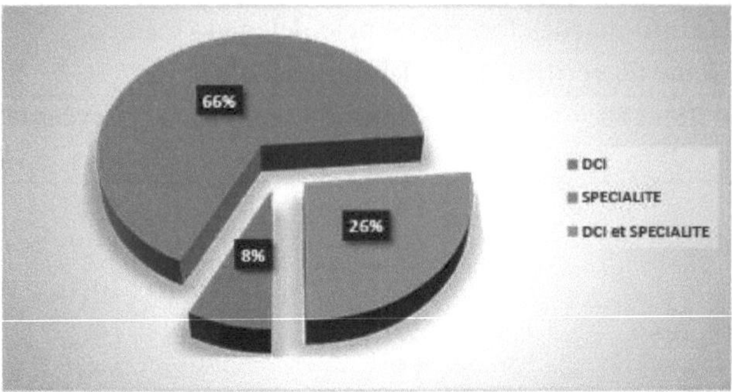

Figura 6: Proporção por tipo de prescrição

Os prescritores utilizaram medicamentos de especialidade em 66% dos casos.

- Reconhecimento da influência dos representantes médicos nas prescrições médicas

81,7% dos prescritores reconheceram a influência dos delegados de informação médica nas suas prescrições.

- Proporção de motivos de recusa invocados pelos médicos

83.8 dos médicos declararam ter aceite propostas dos delegados de informação médica. Os que recusaram representam 16,2%.

Os motivos de recusa são ilustrados na Figura 7.

motivo da recusa

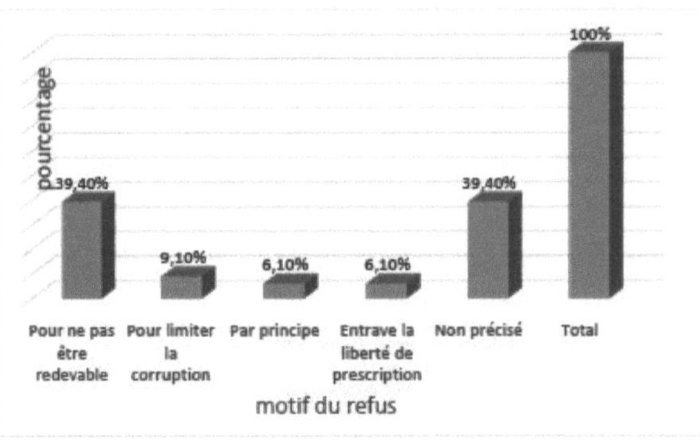

Figura 7: Repartição por motivo de recusa

83.9 % dos prescritores afirmaram que o motivo da sua recusa foi o facto de não serem responsáveis pelo pagamento.

- **Conhecimento, por parte dos prescritores, do tipo de responsabilidade decorrente da prescrição**

Para avaliar os conhecimentos dos prescritores sobre o tipo de responsabilidade decorrente da prescrição, atribuímos uma pontuação de 5 a cada resposta correta e 0 a cada resposta incorrecta.

Qualquer nota superior ou igual à média (10) constitui um bom conhecimento e qualquer nota inferior à média (10) constitui um conhecimento fraco.

Dos prescritores inquiridos, 15% tinham uma pontuação abaixo da média e 85% tinham uma pontuação média ou acima da média.

- **Conhecimento da responsabilidade civil dos prescritores**

A mesma pontuação foi utilizada para avaliar o conhecimento da responsabilidade civil.

19,9% dos prescritores tiveram uma pontuação abaixo da média e 80,1% dos prescritores tiveram uma pontuação igual ou superior à média.

- Conhecimento da responsabilidade penal

23.4 % dos prescritores tiveram uma pontuação abaixo da média e 76,6% tiveram uma pontuação igual ou superior à média.

- Conhecimento da responsabilidade disciplinar

34.7 % dos prescritores tiveram uma pontuação abaixo da média e 65,3% tiveram uma pontuação igual ou superior à média.

- Conhecimento das sanções previstas pela Ordem dos Médicos (Ordre des medecins)

12,6% dos médicos obtiveram uma classificação inferior à média e 87,4% dos médicos obtiveram uma classificação igual ou superior à média.

- Pontuação total para a assunção da responsabilidade médica pela prescrição

A responsabilidade médica pela prescrição em geral foi avaliada através da soma de todas as pontuações e da média de 50 pontos.

21,12% dos médicos obtiveram uma classificação inferior à média e 78,88% dos médicos obtiveram uma classificação superior ou igual à média.

COMENTÁRIO/DISCUSSÃO

4. COMENTÁRIO/DISCUSSÃO

Este estudo transversal envolveu 138 médicos especialistas, 68 clínicos gerais e 36 especialistas, dos quais 139 de hospitais universitários e 74 de centros médicos com unidades cirúrgicas, com o objetivo de descrever a influência dos delegados de informação médica e avaliar a responsabilidade dos prescritores face a essa influência. Num centro de saúde, os médicos são incentivados a prestar cuidados de qualidade e a utilizar os produtos farmacêuticos de forma eficaz e racional. O médico prescritor, confrontado com uma multiplicidade de informações sobre o medicamento, deve ser sempre fiel à ética médica, colocando em primeiro lugar os interesses do doente. O médico pode ser influenciado por todo o tipo de meios por parte de um representante médico. O prescritor assume a sua responsabilidade profissional.

Este estudo sobre a responsabilidade na prescrição estava sujeito a certas limitações e constrangimentos clássicos.

4.1.Limites e restrições do nosso estudo

Pela sua própria natureza, este estudo estava sujeito a preconceitos e limitações clássicos:

- Transmissão incorrecta de determinadas informações
- O não envolvimento de representantes médicos e farmácias no estudo
- Formulários de recolha de homens preenchidos pelos prescritores

4.2.Caraterísticas socioprofissionais

A maioria dos prescritores (76,3%) tinha entre 30 e 40 anos. Este resultado é muito melhor do que o de A. TRAORE (Mali 2023) que encontrou 57,1% para uma faixa etária entre 30 e 40 anos [33]. Esta proporção pode ser explicada pelo facto de o nosso estudo se centrar mais nos médicos especializados neste domínio. Os médicos especialistas neste domínio representam uma classe jovem, tal como a população do Burkina Faso, predominantemente jovem.

Dos médicos inquiridos, 65,3% provêm de hospitais universitários e 34,7% de centros médicos com unidades cirúrgicas. Esta situação pode ser explicada pelo facto de os hospitais universitários serem os centros de referência da cidade de Ouagadougou, onde se encontra um elevado número de médicos. O papel universitário destes centros torna-os o local de formação dos SF, que representam uma grande parte da nossa amostra.

Os nossos prescritores com menos de 5 anos de experiência profissional são os mais representados (50%). Isto explica-se pelo facto de os médicos especialistas representarem mais de 51,2% e terem uma idade média entre 30 e 40 anos. Os médicos em especialização iniciaram a sua atividade, na maioria dos casos, 2 a 3 anos após a conclusão dos estudos.

4.3.Visitas frequentes a hospitais

Em 95,8% dos casos, os nossos prescritores declararam ter recebido pelo menos uma consulta médica durante a sua carreira. Este resultado é comparável ao encontrado por A. TRAORE (Mali 2023) que encontrou 92,9% [33]. Esta proporção poderia ser explicada pelo facto de a indústria farmacêutica utilizar a visita médica como o principal meio de promoção dos medicamentos [33].

86,3% dos médicos declararam receber entre 1 e 2 visitas por dia e passar menos de 10 minutos com um representante médico. Este resultado é muito superior ao de A. TRAORE que constatou que 52,3% dos prescritores recebiam entre 1 e 2 visitas por dia e passavam mais de 10 minutos durante uma visita [33]. Um estudo efectuado na Tunísia por Salaheddine R concluiu que 10% dos médicos de clínica geral referiram receber visitas de representantes farmacêuticos diariamente [5]. Este resultado pode ser explicado pelo facto de o nosso estudo ter sido realizado em hospitais. Os hospitais são centros onde as prescrições diárias são enormes e a frequência das visitas dos representantes médicos é elevada. A. O estudo de TRAORE foi realizado num centro de saúde comunitário.

4.4.Qualidade das discussões entre o representante médico e o médico

Em nosso estudo, as amostras de medicamentos representaram 91,8% dos presentes recebidos. Este resultado é superior ao encontrado por Campbell e Parker (EUA 2005), que foi de 80% das amostras de medicamentos recebidas [6]. Isto pode ser explicado pelo facto de a promoção farmacêutica no nosso contexto ser bastante avançada e não controlada. O Burkina Faso é também um país pobre onde os medicamentos são caros. Estas amostras de medicamentos são também utilizadas pelos médicos para dar a doentes carenciados ou para vender.

O equipamento médico surge em segundo lugar como oferta aos prescritores, com 87,1%. Estes resultados podem ser explicados pelo facto de o marketing farmacêutico utilizar a falta de equipamento médico nos hospitais para melhor influenciar os prescritores. Este material, quase sempre com logótipos ou acrónimos especiais, é um lembrete diário aos médicos do incentivo à prescrição. No nosso estudo, a participação em congressos financiados por empresas farmacêuticas representou 39,7%. Este resultado para a participação em congressos é semelhante ao encontrado por Campbell e Parker 40% [6], mas inferior ao encontrado por F. SANGHO (Mali 2018) que foi de 61,1% [32]. Esta proporção pode ser explicada pelo facto de a participação em congressos ser mais comum entre os especialistas e, no nosso estudo, os especialistas foram em maior número do que os médicos de clínica geral e os especialistas.

No nosso estudo, 86,77% dos nossos prescritores verificaram a informação dada pelo representante médico, contra 13,23% que não o fizeram. No nosso estudo, a Internet foi a principal fonte de informação para os nossos médicos, com uma percentagem de 44,1%, seguida da verificação de informações junto dos colegas (33,9%), da leitura de artigos (30,5%), de folhetos (14,7%), da Vidal (6,8%), enquanto F. Sangho verificou que 62,9% [32] afirmaram que a sua fonte de informação eram os estudos pessoais efectuados sobre o medicamento. Isto pode ser explicado pelo facto de os nossos prescritores se encontrarem na cidade de Ouagadougou, com uma ligação à Internet disponível e acessível.

Os antibióticos foram a classe de medicamentos mais frequentemente apresentada, com uma taxa de 62,3%. Este resultado é superior ao encontrado por F. SANGHO que encontrou 55,6% [32]. Isto pode ser explicado pela elevada frequência de infecções bacterianas e talvez pelo uso irracional de antibióticos no nosso contexto, pelo que a ênfase parece estar na promoção dos antibióticos.

4.5.Prazo de prescrição e responsabilidade

Verificou-se um predomínio de prescrições de especialidades representando 66%. Este resultado é inferior ao encontrado por F. SANGHO, que foi de 84,1% [32]. Esta proporção poderá ser explicada pelo facto de o nosso estudo ter incluído os serviços de ginecologia e pediatria, onde existe atendimento gratuito a grávidas e crianças até aos 5 anos, com prescrição de medicamentos genéricos recomendados.

No nosso estudo, 81,7% dos médicos reconheceram a influência dos delegados na sua prescrição. Este resultado é semelhante ao de F. SANGHO, que encontrou uma taxa de 83,3% [32]. Em contrapartida, um estudo alemão constatou que apenas 34% dos prescritores se consideravam influenciados pelos delegados [30]. Este facto pode ser explicado pelo baixo rendimento dos nossos prescritores em comparação com os prescritores alemães.

Mais de metade dos nossos prescritores (53,9%) tomam conhecimento de novos medicamentos durante os exames médicos. Esta elevada prioridade dada aos

A importância da visita médica para o delegado foi documentada por um estudo que afirma que a visita médica é uma fonte de informação indispensável [20].

Foi utilizada uma pontuação de 0 a 20 para cada tipo de responsabilidade, sendo que qualquer pontuação inferior a 10 constitui um conhecimento deficiente, enquanto qualquer pontuação igual ou superior a 10 constitui um bom conhecimento. Esta pontuação mostrou que 15% dos prescritores tinham um conhecimento fraco do tipo de responsabilidade médica incorrida pela prescrição, enquanto 85% tinham um bom conhecimento destes tipos de

responsabilidade. A maioria dos nossos prescritores tem um bom conhecimento. Este facto pode dever-se à presença de formação médica contínua.
No nosso estudo, foi utilizada a mesma pontuação para determinar os conhecimentos dos nossos prescritores sobre responsabilidade civil. Os nossos resultados mostraram que 19,9% dos prescritores tinham um conhecimento fraco, contra 80,1% que tinham um bom conhecimento da responsabilidade civil. A responsabilidade criminal de um prescritor pode resultar em sanções variáveis, consoante a natureza da infração. A pena de privação de liberdade, de duração variável, pode ser acompanhada de multas que vão da prisão à multa. No nosso estudo sobre a responsabilidade penal, 23,4% dos prescritores tinham um conhecimento fraco, contra 76,6% que tinham um bom conhecimento da responsabilidade penal. A responsabilidade disciplinar também foi estudada e, com o mesmo resultado, 34,7% tinham um conhecimento deficiente, enquanto 65,3% tinham um bom conhecimento da responsabilidade disciplinar. Em caso de responsabilidade, a Ordem dos Médicos reserva-se o direito de instaurar um processo disciplinar. O conhecimento dos médicos sobre as sanções incorridas revela que 34,7% têm um conhecimento deficiente, enquanto 65,3% têm um bom conhecimento das sanções incorridas. O conhecimento do conjunto das responsabilidades médicas ligadas à prescrição sob influência estudada revela que
78,88% tinham um bom conhecimento e 21,1% tinham um conhecimento fraco. Esta situação pode ser explicada pelo facto de, em primeiro lugar, durante a formação universitária dos médicos, existirem cursos sobre a responsabilidade do médico na sua profissão e, em segundo lugar, pela existência de formação médica contínua, bem como pelo facto de o nosso estudo incidir principalmente sobre os médicos em especialização, que recebem cursos contínuos sobre medicina legal durante a sua especialização.

CONCLUSÃO

Os bons hábitos de prescrição e a utilização adequada dos medicamentos sujeitos a receita médica são um fator importante para manter a excelência e a viabilidade do nosso sistema de saúde. O nosso estudo mostrou-nos a influência efectiva das visitas dos delegados de informação médica sobre a prescrição nos hospitais. A grande maioria dos nossos médicos reconheceu a influência dos representantes farmacêuticos na sua prescrição. Amostras gratuitas, equipamento médico e participação em congressos foram os presentes mais comuns oferecidos aos prescritores pelos representantes das empresas farmacêuticas. Este estudo demonstrou que os médicos das especialidades recebem mais frequentemente representantes de vendas médicas.

Os prescritores devem estar conscientes desta influência e da sua responsabilidade. Este estudo sobre a responsabilidade do prescritor revelou lacunas nos prescritores que actuam ou prescrevem sem conhecer os riscos e as sanções previstas. O juiz ou a Ordem dos Médicos são os órgãos responsáveis pela aplicação das sanções aos prescritores. Ninguém é considerado ignorante da lei e os médicos não podem invocar a ignorância da responsabilidade na prescrição de medicamentos como argumento de defesa perante os tribunais competentes. O médico tem o dever de se informar e de se manter fiel aos textos que regem a profissão médica.

SUGESTÕES

SUGESTÕES

No final do nosso estudo, temos algumas sugestões:

Instalações sanitárias:

- Regulamentação do acesso dos visitantes médicos às instalações de saúde
- Estabelecer regras para a visita de modo a não incomodar os prescritores e os seus doentes

Prescritores:

- Intensificar a formação médica contínua do pessoal
- Evitar a elaboração de contratos com representantes farmacêuticos
- Colocar os interesses do doente em primeiro lugar em termos de eficácia da prescrição

Visitantes médicos:

- Respeitar as regras da ética médica e da deontologia
- Respeitar a regulamentação relativa à promoção médica
- Respeitar a regulamentação na qualidade de representante médico
- Evitar a elaboração de contratos com os prescritores

REFERÊNCIAS

1. **Acceeuil B.** As Empresas do Medicamento - Quem somos nós? [Internet]. Disponível em: https://www.leem.org/les-entreprises-du-medicament-qui-sobre nós . [consultado em 4 de janeiro de 2024].

2. **Austad K, Avorn J, Kesselheim S**. Exposição e atitudes dos estudantes de medicina em relação à indústria farmacêutica: uma revisão sistemática. PLoS Med. 2011;8(5).P-21

3. **Barbara M, Dee M, Hayes L**. Compreender a promoção farmacêutica: estado da arte no ensino de estudantes de medicina geral pós-graduados e pós-graduados. 2017;

4. **Baumann S, Braudo S,** Responsabilidade civil - Definição . Dicionário Jurídico. 2024

5. **Ben A, Harrabi I, Rahmani S, Ghedira A, Gaha K, Ghannem H**. [Attitudes of general practitioners to pharmaceutical sales representatives in Sousse]. East Mediterr Health J. 2003;9(5-6): 1075-83.

6. **Campbell J., Parker M. e Ten Bos R**. Business Ethics.A Critical Approach", Nova Iorque, Routledge, 2005.

7. **Código de Saúde Pública francês**. Decreto n°2023-1371 de 28 de dezembro de 2023. Capítulo III L. 5213-1 p130 - 3876.

8. **Delegado médico - representante médico - visitante médico** [Internet]. [consultado em 19 jan 2024]. Disponível em: https://www.pharmapro.ch/fr/N16677/delegue-medical.html

9. **Marco V**. Ecouter Penser Parler Rev Med Suisse.2008.4.174.2182 p 4.

10. **Foisset E**. SPECIALITE: Medecine Generale [These] : etude de 1 impact de la visite medicale sur la qualité des prescriptions des medecins generalistes bretons. thesis N°2912002. [BREST]: universite de bretagne occidentale; 2012.

11. **Alta Autoridade de Saúde**. Carta da visita médica. França 2009; p54.

12. **IGAS**. Promoção de medicamentos em França. setembro de 2008;(299):704-5.

13. **IQVIA** Promoção de medicamentos: chegou a altura do digital? - [Internet]. [Acedido em 6 Jan 2024]. Disponível em: https://www.iqvia.com/fr-en/locations/france/newsroom/2018/12/promotion-du-medicament

14. **Kobryner A**. O médico generalista e a prescrição medicamentosa. Nancy. 1993;

15. **La Presse**. Investigação sobre o Norvatis. La Presse. 1 jul 2020; Disponível em: https://www.lapresse.ca/affaires/entreprises/2020-07-01/pots-de-vin-novartis-accept-to-pay-over-642-millions-us.php Acedido em 01 Fev 2024

16. Disponível em: https://lumassan-france.fr/burkinafaso/santeburkina.html. Acedido em 20 Jan 2024
17. **Larousse**. Definições - Dictionnaire de frangais Larousse edição 2022
18. **Le Figaro**. Medicamentos: Grace reclama 214 milhões de euros de Novartis. Le Figaro. 2022. Disponível em: https://www.lefigaro.fr/flash-eco/medicaments-la-grece-reclame-214-millions-d-euros-a-novartis-20220617 Acesso em 19 jan 2024
19. **Le Monde.fr**. Corrupção: GSK admite infracções em França China. Disponível em: https://www.lemonde.fr/economie/article/2013/07/23/corruption-le-laboratoire-gsk-reconnait-des-infractions-en-chine_3451437_3234.html
20. **Le Monde.fr**. Teva, o número um mundial em genéricos, condenados por corrupção [Internet]. [citado 21 dez 2023]. Disponível em: https://www.lemonde.fr/entreprises/article/2018/01/15/teva-le-numero-un-mondial-des-medicaments-generiques-condamne-pour-corruption_5242001_1656994.html [Acedido em 19 jan 2024].
21. **Lexchin J**. What information do physicians receive from pharmaceutical representatives? Can Fam Physician. maio de 1997;43:941-5.
22. **Lieb K, Scheurich A**. Contact between Doctors and the Pharmaceutical Industry, Their Perceptions, and the Effects on Prescribing Habits. PLoS ONE. 16 Oct 2014;9(10):e110130.
23. **McGurn S**. Relatório do conselho de cidadãos do Ontário sobre a renovação do sistema de saúde. 2015; p17-36
24. **Bernard M.** 160 Questions en responsabilite medicale 2° edition (Masson) 2010. p 9 . p 10
25. **Ministere de la sante** decret portant condition de l'exercice de la profession de visiteur medicale du ministere de la sante. 17 de julho de 2017 p. 7.
26. **Ministério da Saúde**. condições de publicidade sobre os medicamentos e outros produtos farmacêuticos Burkina Faso.7 fevr, 2017.
27. **Mohamed S**. TESE: Influência das práticas de marketing das empresas farmacêuticas na ética da função médica em Marrocos . MARROCOS Universidade Mohamed V Rabat; 2018
28. **Ordem dos Médicos do Burkina**. Decreto n° 2014-048/pres/ pm/ms portant code de deontologie des medecins du Burkina Faso. fevr p. 2. 55
29. **Steinbrook R**, M.D. Apoio Comercial e Medicina Contínua Educação. 2005. 535 p.
30. **Rugmini W**. As amostras de medicamentos influenciam o comportamento de prescrição dos residentes?

2016 março p. 8. Relatório n.º: 4.
31. **Salisbury C, Bosanquet N, Wilkinson E, Bosanquet A**, Hasler J. The implementation of evidence-based medicine in general practice prescribing. Br J Gen Pract. Dez 1998;48(437):1849-52.
32. **Sangho F, Diop AT, Sangho A, Sangho O, Dianguina S, Arama D, Coulibaly Y, Toure M, Soucko KA, Bah S**. [Estes]: efeito da visita dos médicos sobre a prescrição no ponto g. 2021;
33. **Traore A.** [Estes] contribution des visiteurs medicaux dans 1 information pharmaceutique des prescripteurs de la commune rurale de Kalaban-Coro (Kati) USTTB; 2023
34. **Troyen A.** Práticas do sector da saúde que criam conflitos de interesses. 25 de maio de 2006;5.
35. **Zipkin D, Steinman M**. Interactions Between Pharmaceutical Representatives and Doctors in Training (Interações entre representantes farmacêuticos e médicos em formação). J Gen Intern Med. agosto de 2005;20(8):777-86.

ICONOGRAFIA

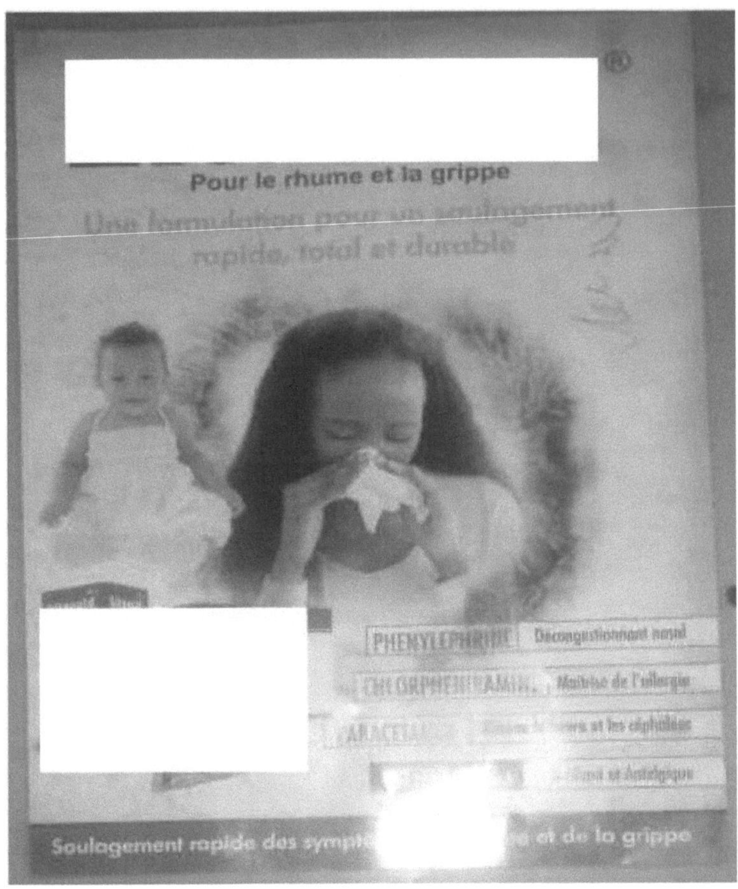

Imagem 1: Folheto utilizado para publicidade. Fonte (L. Sawadogo CHU-B)

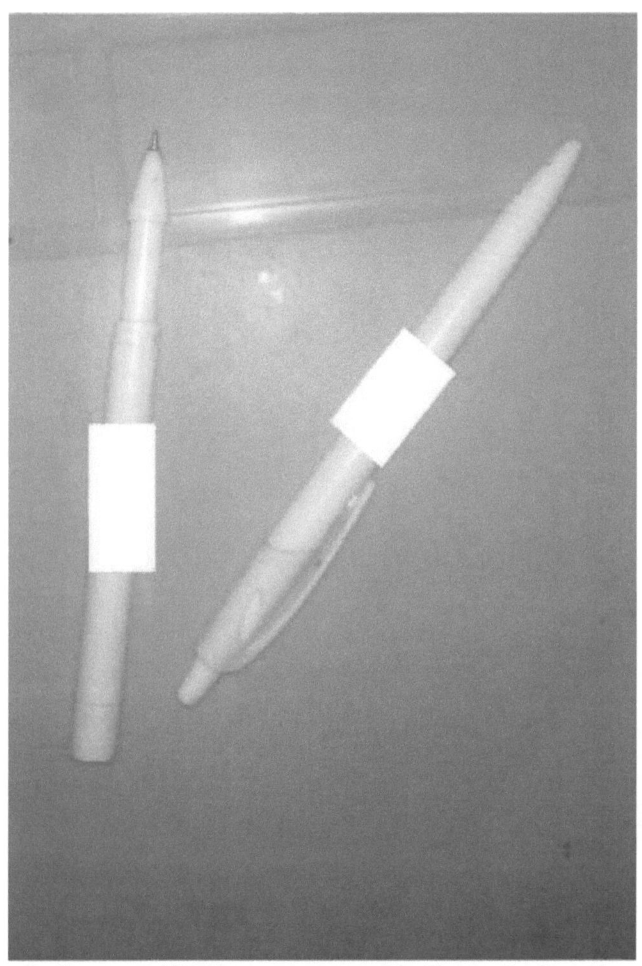

Imagem 2: Canetas utilizadas para promoção. Fonte (L. Sawadogo CMA-Kossodo)

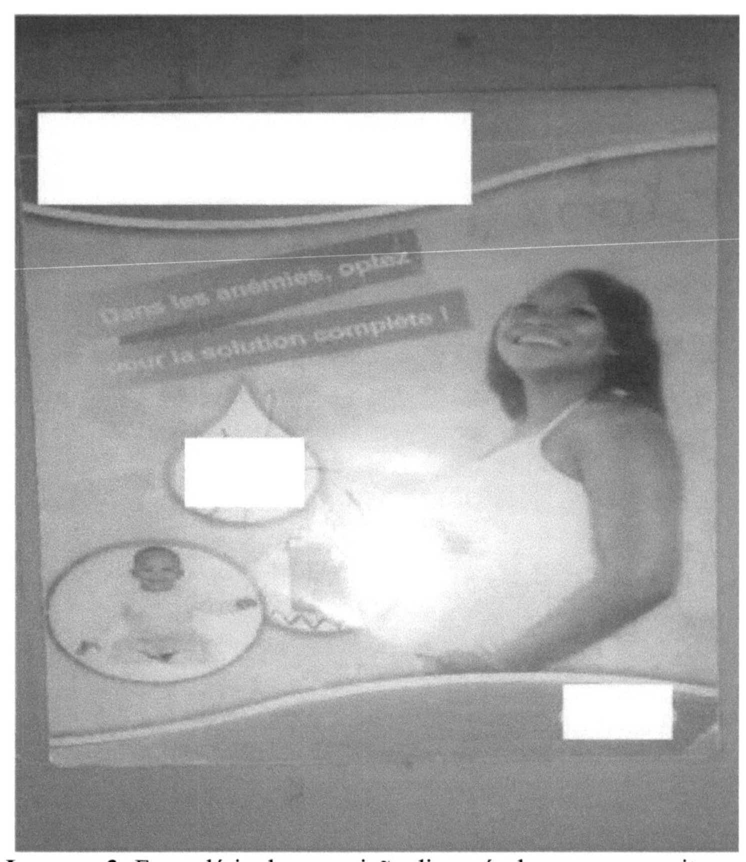

Imagem 3: Formulário de prescrição disponível para os prescritores.
Fonte (L. Sawadogo CHU-YO)

APÊNDICES

Apêndice 1: Formulário de recolha

I. Caraterísticas sócio-profissionais do prescritor

Q1. Idade :

Q2. Género : masculino/ / feminino/ /

Q3. Estabelecimento de saúde : CHU-YO/__/CHU-CDG/__/ CHU-B/__/ CHU-T/_/CMA/__/ Se CMA especificar CMA :

Q4. Qualificações profissionais: Especialista/__/ DES/__/ Médico de clínica geral/__/

Q5. Se for especialista, especificar :

Q6. anos de experiência profissional :

II. Visitas frequentes de representantes médicos aos centros de saúde

Q1. Recebeu alguma vez a visita de representantes médicos: sim/ / não/ /

Q2. Quantas visitas recebe por dia (em números)? :

Q3. Quanto tempo passa com os delegados durante uma visita (em minutos)? :

Q4. Quantos laboratórios o visitam por semana (em número)? :

III. Qualidade dos intercâmbios entre os delegados de informação médica e os médicos

Q1. Qual era a profissão de base do delegado médico: Médico /__/ Farmacêutico/__/ Enfermeiro /__/ Não sabe /__/ Outra/__/ Se outra especificar :

Q2. Alguma vez recebeu apresentações de delegados médicos: sim/__/ não/__/

Q3. Em caso afirmativo, qual(ais): Equipamento médico / / dinheiro / / amostras de
medicamentos/ / Combustível/ / Restauração/ / Conferências/ /
Outros :
/ / Se outro Especificar :

Q4. Verifica as informações prestadas pelo representante médico: Sim/__/ Não/__/

Q5. Em caso afirmativo, ou verificaria as informações :
colegas/__/leituras
de artigos/ / Outros : / / Se outro, especificar :

Q6 Que tipo de informações são recolhidas durante o exame médico?
Dosagem/__/ Efeitos secundários/__/ Duração do tratamento/__/
Formas/__/ eficácia /__/preço /__/
Se a forma for especificada Injectáveis/__/ Comprimidos /__/ Tópicos /__/ Outros: /__/

Q7. Na sua opinião, qual a classe de medicamentos mais prevalecente?

Antibiótico/ / Anti-inflamatórios/ / Analgésicos/ / Outros a especificar: ...

IV. Factores relacionados com a prescrição

Q1. Aproximadamente quantas receitas médicas passa por dia?
Prescreve ICD/__/ Especialidade/__/

Q2. Concorda que os representantes médicos influenciam a prescrição médica: Sim/__/Não/__/

Q3. Concorda com a ideia de que os médicos devem ser responsáveis perante os delegados de saúde após a sua visita: Sim/__/Não/__/

Q4. A visita dos representantes médicos é a sua fonte de informação sobre novos medicamentos? Sim/__/Não/__/

Q5. Alguma vez prescreveu um medicamento na sequência de uma promessa de um médico visitante recebida após uma visita de um delegado médico? Sim/ Não/ /

Q6 Recusa por vezes ofertas de representantes de vendas de produtos médicos: Sim/__/ Não/__/

Em caso afirmativo, porquê?

Q7. Que responsabilidade pode ser incorrida no caso de o representante médico influenciar a prescrição médica: Civil /__/ penal/__/ administrativa /__/ disciplinar/__/

Q8. Quais são os defeitos que podem ser imputados à responsabilidade civil? Prescrição incorrecta/__/ dosagem/via de administração incorrecta/__/ contra-indicações/__/ falha no controlo/__/

Q9: Que tipos de conduta incorrecta podem ser considerados criminalmente responsáveis?

Incumprimento deliberado de um dever de segurança ou **de cuidado/__/** infração à legislação sobre medicamentos/__/ sobredosagem /__/

Q10 Que tipos de faltas podem ser imputadas à responsabilidade disciplinar?

Prescrição não eficaz/__/prescrição não qualificada/__/prescrição não qualificada

segurança/__/

Q11 Em caso de responsabilidade disciplinar, quais são as sanções previstas pela Ordem dos Médicos?

O aviso/__/

Le blame/ /

Cancelamento temporário do registo/__/ Cancelamento definitivo do registo/__/

Apêndice 2: Autorização de recolha

Apêndice 2: Autorização de recolha

MINISTERE DE LA SANTE
ET DE L'HYGIENE PUBLIQUE

BURKINA FASO
Unité – Progrès – Justice

REGION DU CENTRE

DIRECTION REGIONALE DE LA SANTE
ET DE L'HYGIENE PUBLIQUE

N°2024/__________/ MS/RCEN/DRSHPC

Ouagadougou, le 08 JAN 2024

AUTORISATION DE COLLECTE

Je soussigné, Directeur régional de la santé et de l'hygiène publique du Centre, autorise Monsieur SAWADOGO Laurent Wendlamita étudiant en thèse de doctorat de Médicine à réaliser dans le cadre de sa thèse une collecte de données sur le thème «**Responsabilités médicales face à l'influence des délégués medicaux dans la prescription médicale en milieu hospitalier**». La collecte de données de cette étude se déroulera durant le mois de Janvier 2024 et concernera les médecins des districts sanitaires de Baskuy, Bogocogo, Boulmiougou, Nongr-Massom, Sig-Noghin.

Par ailleurs, je vous invite à déposer un exemplaire du rapport de collecte de données à la Direction régionale de la santé et de l'hygiène publique du Centre.

Aussi, le document final validé dans le cadre de cette étude nous sera indispensable pour le service de documentation de notre structure.

La présente autorisation est délivrée sur demande de l'intéressée.

Ampliations

- Districts sanitaires Baskuy, Bogodogo, Boulmiougou, Nongr-Massom, Sig-Noghin
- Archives/chrono

Directeur Régional

Dr Daniel YERBANGA
Médecin de Santé Publique

MINISTERE DE LA SANTE ET DE L'HYGIENE PUBLIQUE

****

SECRETARIAT GENERAL

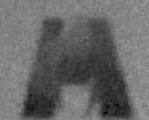

DIRECTION GENERALE

****

DIRECTION DES RESSOURCES HUMAINES

****

Centre Hospitalier Universitaire Pédiatrique
Charles de Gaulle (CHUP-CDG)
BP [illegible] – Ouagadougou – 01

BURKINA FASO

******

Unité - Progrès - Justice

N°2024-16? /MSHP/SG/CHUP-CDG/DG/DRH/SRF — Ouagadougou, le 17 JAN 2024

La Directrice Générale

A

Monsieur le Docteur W Norbert RAMDE, MCA
Directeur de mémoire.

Objet : autorisation de collecte de données.

J'accuse réception de votre lettre dans laquelle vous sollicitez une autorisation de collecte données au profit de **monsieur SAWADOGO Laurent**, étudiante en médecine, dans le cadre de la rédaction d'une thèse dont le thème est « ***Responsabilités médicales face à l'influence des délégués médicaux dans la prescription médicale en milieu hospitalier*** ».

Par la présente, je vous informe que je marque mon accord pour la réalisation de ladite collecte de données dans **le strict respect de l'éthique et de la déontologie dans notre structure**.

Pour les modalités pratiques, je vous invite à prendre attache avec **Monsieur le Professeur Isso OUEDRAOGO, Directeur des services médicaux et techniques (DSMT).**

Je vous informe dès à présent qu'au terme de son travail, il a l'obligation de déposer **deux (02) exemplaires** du document au **secrétariat particulier** de la Direction générale pour la Bibliothèque du CHUP-CDG.

Tout en vous souhaitant bonne réception, ***recevez Monsieur le Docteur***, mes meilleures salutations.

Cyrille Priscille KABORE/OUEDRAOGO
Chevalier de l'Ordre National
Médaille d'Honneur de Collectivités locales

Ampliations :
1-DRH
1-DSMT
1-DPHUC
1-SRF
1-Intéressé
1-Chronos

MINISTERE DE LA SANTE ET DE L'HYGIENNE PUBLIQUE

SECRETARIAT GENERAL

CENTRE HOSPITALIER UNIVERSITAIRE DE BOGODOGO

DIRECTION GENERALE

N°2024/ 00002 /MSHP/SG/CHU-B/DG

BURKINA FASO
Unité-Progrès-Justice

Ouagadougou, le 24 JAN 2024

Le Directeur général

A

Monsieur SAWADOGO Laurant

OUAGADOUGOU

Objet : Autorisation de collecte de données

J'accuse réception de votre lettre à la date du 29 décembre 2023 relative à une autorisation de collecte de données.

Je marque mon accord pour cette demande de collecte de données pour l'étude dont le thème est « **RESPONSABILITES MEDICALES FACE A L'INFLUENCE DES DELEGUES MEDICAUX DANS LA PRESCRIPTION MEDICARE EN MILIEU HOSPITALIER»**.

Je vous demande de prendre attache avec le chef de service de la santé publique du Centre Hospitalier Universitaire de Bogodogo pour les aspects pratiques de l'enquête.

Aussi, voudrais-je vous inviter à nous fournir les résultats à la fin de l'étude

Recevez mes meilleures salutations.

Seydou NOMBRE
Chevalier de l'ordre national

MINISTERE DE LA SANTE ET DE L'HYGIENE PUBLIQUE

SECRETARIAT GENERAL

CENTRE HOSPITALIER UNIVERSITAIRE YALGADO OUEDRAOGO

DIRECTION GENERALE

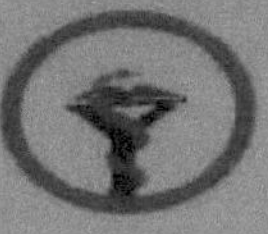

BURKINA FASO

Unité-Progrès-Justice

Ouagadougou, le

2023-........MSHP/SG/CHU-YO/DG/DSP

LE DIRECTEUR GENERAL

Au

Pr W. Norbert RAMDE

Objet : Autorisation de collecte de données

J'accuse réception de votre demande relative à l'objet ci-dessus par laquelle vous demandez une autorisation de collecte de donnés au profit l'étudiant **SAWADOGO Laurent Wendlamita** dans le cadre de l'élaboration de sa thèse dont le thème «Responsabilités médicales face à l'influence des délégués médicaux dans la prescription médicale en milieu hospitalier»

En réponse, j'ai le plaisir de vous informer que je marque mon accord pour le déroulement de ladite collecte au **CHU-YO.**

Cependant l'étudiant SAWADOGO Laurent Wendlamita est tenu de bien vouloir déposer une copie finale de sa thèse au département de santé publique du CHU-YO.

Pour les modalités pratiques, il voudra bien prendre attache avec les responsables des services concernés.

Tout en vous souhaitant une bonne réception, veuillez recevoir, mes salutations.

Ampliation :

- Intéressé(e)
- DSP
- Tout service

Le Directeur Général par intérim

Pr Georges OUEDRAOGO

Chevalier de l'ordre National

MINISTERE DE L'ENSEIGNEMENT SUPERIEUR, DE LA RECHERCHE, ET DE L'INNOVATION
****
UNIVERSITE JOSEPH KI-ZERBO
****
UNITE DE FORMATION ET DE RECHERCHE EN SCIENCES DE LA SANTE (UFR/SDS)
****
SECTION MEDECINE
****
03 BP : 7021 OUAGADOUGOU 03
TEL : 25-33-73-97 FAX : 25-3373-98

BURKINA FASO
****
Unité - Progrès - Justice

Ouagadougou le 10 mai 2024

ATTESTATION DE CORRECTION

Je soussigné le Docteur Wélébnoaga Norbert RAMDE (MCA), Directeur de Thèse et le Professeur Tarcicius KONSEM, Président du Jury, certifions que le Docteur SAWADOGO Laurent Wendlamita a apporté ses corrections à la thèse intitulée : « responsabilité médicale face à l'influence des délégués médicaux dans la prescription médicale en milieu hospitalier », conformément aux recommandations des membres du Jury.

Le Directeur de Thèse

Dr Wélébnoaga Norbert RAMDE (MCA)

Le Président du Jury

Docteur KONSEM Tarcissus
Stomatologiste et Chirurgien
Maxillo- Facial
Professeur Titulaire

Pr Tarcicius KONSEM

JURAMENTO DE HIPOCRISIA

Na presença dos mestres desta escola e dos meus caros colegas estudantes, prometo e juro ser fiel às leis da honra e da probidade no exercício da medicina. Darei os meus cuidados gratuitos aos necessitados e nunca exigirei um salário superior ao meu trabalho. Admitido no interior das casas, os meus olhos não verão o que lá se passa; a minha língua calará os segredos que me forem confiados e o meu estatuto não será utilizado para corromper a moral ou encorajar o crime. Respeitoso e grato aos meus professores, devolverei aos seus filhos a educação que recebi dos seus pais. Que os homens me estimem se eu permanecer fiel às minhas promessas. Que eu seja envergonhado e desprezado pelos meus colegas se não o fizer.

RESUMO

Título: A responsabilidade médica e a influência dos delegados de informação médica na prescrição médica nos hospitais.

Objetivo: Estudar a responsabilidade médica em relação à influência dos delegados de informação médica na prescrição médica nos hospitais.

Método: Trata-se de um estudo transversal descritivo com recolha prospetiva efectuado nos hospitais públicos de Uagadugu de 08 de janeiro a 31 de janeiro de 2024. Foi proposto aos médicos um formulário auto-administrado.

Resultados: O nosso estudo envolveu 213 médicos da cidade de Ouagadougou, com uma idade média de prescrição de 34,7 anos e uma predominância masculina de 58,7%. Os médicos especialistas neste domínio são os mais representados (51,2%). A percentagem de médicos com menos de 5 anos de experiência profissional é de 50%. 95,8% dos prescritores afirmaram ter recebido presentes, a maioria dos quais amostras de medicamentos 91,8% de equipamento médico 87,1% catering 39,7% financiamento de conferências 39,2% .... A Internet foi a fonte de informação mais utilizada (44,1%) pelos prescritores para verificar as informações fornecidas pelo delegado médico. Os antibióticos são a classe de medicamentos mais utilizada (62,3%), sendo 66% dos prescritores especialistas. Os médicos (81,7%) reconheceram a influência na sua prescrição. O conhecimento das responsabilidades dos médicos mostrou que a maioria dos prescritores (78,88%) tinha um bom conhecimento das suas responsabilidades de prescrição.

Conclusão: Os médicos são influenciados pela visita médica e têm um conhecimento médio da responsabilidade de prescrever.

Palavras-chave: Responsabilidade pela prescrição; influência; representante médico; prescritor.

Autor : SAWADOGO Laurent Wendlamita **Email** : laurentsa3 @gmail .com

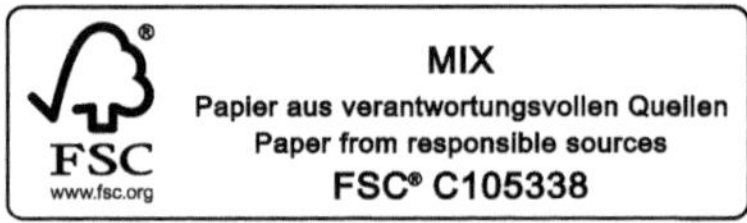

Printed by Books on Demand GmbH, Norderstedt / Germany